Docteur Edmond LAFON

ANCIEN INTERNÉ DES HÔPITAUX
LAURÉAT DE LA FACULTÉ DE MÉDECINE
PRIX DE CLINIQUES MÉDICALE, CHIRURGICALE
ET OBSTÉTRICALE
MEMBRE DE LA SOCIÉTÉ ANATOMO-CLINIQUE

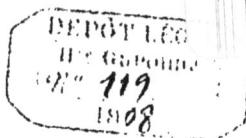

Contribution à l'Etude

DU

Diagnostic de la Tuberculose

Par l'Ophtalmo-Réaction

TOULOUSE

CH. DIRION, LIBRAIRE-ÉDITEUR

22, RUE DE METZ ET RUE DES MARCHANDS, 33

—

1908

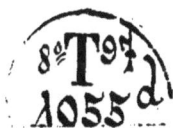

Docteur Edmond LAFON

ANCIEN INTERNE DES HÔPITAUX

LAURÉAT DE LA FACULTÉ DE MÉDECINE

PRIX DE CLINIQUES MÉDICALE, CHIRURGICALE

ET OBSTÉTRICALE

MEMBRE DE LA SOCIÉTÉ ANATOMO-CLINIQUE

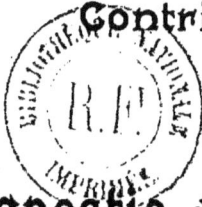

Contribution à l'Etude

DU

Diagnostic de la Tuberculose

Par l'Ophtalmo-Réaction

TOULOUSE

CH. DIRION, LIBRAIRE-ÉDITEUR

22, RUE DE METZ ET RUE DES MARCHANDS, 33

1908

DU MÊME AUTEUR

Lésion vasculaire de l'avant-bras par un corps étranger. Présentation du malade à la Société anatomo-clinique. (*Toulouse-Médical*, 25 déc. 1904, page 282.)

Hygroma aigu de la Bourse séreuse pré-trochantérienne. (*Toulouse-Médical*, 1905, page 109.)

Fracture hélicoïdale du tiers inférieur du tibia, de cause indirecte, en collaboration avec le Dr Dupin, chirurgien en chef de l'Hôtel-Dieu. (*Gazette des Hôpitaux de Toulouse*, 4 mars 1905.)

Brièveté du Cordon avec décollement prématuré partiel du placenta. (*Toulouse-Médical*, 1906, page 292.)

Iritis blennorrhagique, en collaboration avec le Dr de Verbizier, chef de clinique à la Faculté. (*Toulouse-Médical*, 1906, page 267.)

Hernie étranglée de la Trompe, en collaboration avec le Dr Grimoud, chef de clinique chirurgicale. (*Toulouse-Médical*, 1er septembre 1907.)

Péritonite par perforation d'un Ulcère chronique de l'Estomac, en collaboration avec le Dr Rispal, professeur-agrégé, médecin des hôpitaux. (*Toulouse-Médical*, août 1907.)

Cancer mélanique des Ganglions de la région sous-parotidienne, en collaboration avec le Dr Grimoud, chef de clinique chirurgicale. (*Toulouse-Médical*, 1er janvier 1908.)

Hydronéphrose et Anomalies artérielles, en collaboration avec Mlle Lévêque, interne des hôpitaux. (*Toulouse-Médical*, 15 février 1908.)

EN PRÉPARATION

—

Les Métaux colloïdaux en thérapeutique. (Traitement de plusieurs cas d'arthrites et d'infections générales diverses par l'électraural et l'électrargol.)

AVANT-PROPOS

———

Fils de médecin, j'ai connu dès ma jeunesse la vie de labeur, de dévouement et souvent d'angoissante préoccupation du praticien ; j'ai assisté à la lutte de chaque jour qu'il est obligé de mener non seulement contre les agents de la maladie, mais aussi, hélas ! quelquefois contre la calomnie, la médisance, l'ingratitude ; quelle satisfaction, par contre, lorsqu'il a réussi à soulager celui qui souffre, à vaincre le mal et à répandre un peu de bonheur autour de lui !

Comment n'aurais-je pu me vouer, aussi, à une si noble tâche !

Je l'ai fait malgré les craintes de ma mère ; elle avait parfois partagé les tourments de mon père, elle eût voulu me les éviter. Qu'elle me pardonne, si je l'oblige à ressentir encore les mêmes angoisses.

Je suis d'autant plus heureux de la détermination prise que les découvertes de l'école de Pasteur font entrevoir pour le médecin un avenir des

plus attrayants. Nos pères s'efforçaient surtout
de consoler, d'encourager, de soutenir le malade ;
connaissant davantage les agents des maladies,
c'est contre eux maintenant que nous luttons,
et cette attitude de combat face à face répond bien
mieux à notre tempérament. Les règles de l'hy-
giène et les moyens prophylactiques actuellement
connus nous permettent d'ailleurs de prendre
l'offensive.

Le modeste travail que nous sommes appelé
à présenter comme thèse de doctorat, s'inspire
de ces idées.

C'est en essayant de dépister la tuberculose à
son début que l'on pourrait surtout espérer vaincre ce terrible fléau.

Qu'il me soit permis, ici, de remercier tous
ceux qui, se souvenant de leurs relations avec
mon père, m'ont témoigné une sollicitude quasi-
paternelle : M. le Professeur Caubet, doyen de la
Faculté, qui nous fit le plaisir de nous traiter
toujours un peu en gamin ; M. le Docteur Camin,
de Saint-Lys, président du Syndicat médical
de la Haute-Garonne ; M. le Docteur Larrieu ;
MM. les Professeurs André et Bézy.

Il nous est pénible de songer que M. le Professeur Labéda, qui était si heureux d'avoir été le
maître du père et du fils, n'est plus là pour assis-
ter au couronnement de nos études.

Durant nos dix années d'études médicales,

nous avons pu apprécier les doctes leçons de nos maîtres de la Faculté de Médecine : que MM. Charpy, Tourneux, Péniéres reçoivent ici l'hommage de notre gratitude.

Nous avons passé nos quatre belles et agréables années d'internat et nos deux années d'externat auprès de MM. les Professeurs Audry, Caubet, Etienne et Raymond Cestan, Frenkel, Jeannel et Rispal; nous n'oublierons jamais la bienveillance qu'ils ont toujours montrée à notre égard.

Qu'il me soit permis d'adresser un souvenir ému à notre ami le Docteur Florence, de la médecine coloniale, ancien interne des hôpitaux et prosecteur à la Faculté. C'est sous son habile direction que nous avons travaillé notre concours d'internat; nous avons pu apprécier alors son talent et son bon cœur.

Je ne voudrais pas oublier qu'avant mes maîtres à la Faculté de Médecine, j'en ai connu deux qui ont laissé en moi une empreinte ineffaçable : MM. Goblot, professeur de philosophie et docteur en médecine, et Plassard, professeur d'histoire; je leur adresse mes plus sincères remerciements.

Enfin, mes chers amis de l'Internat, recevez, d'un Camarade qui a vécu des jours si heureux dans votre milieu de travail et de gaîcté, l'assurance d'un souvenir éternel.

INTRODUCTION

———

Vivement intéressé par la communication de M. le Professeur Calmette à la séance de l'Académie de médecine, le 17 juin 1907, nous cherchâmes aussitôt à expérimenter nous-même l'ophtalmo-réaction à la tuberculine, et quelques jours après, en juillet, nous commençâmes nos expériences sous la direction de M. le Professeur-agrégé Raymond Cestan dans le service de clinique médicale de M. le Professeur Caubet où nous étions alors interne. Ce furent, je crois, les premières expériences, sur ce sujet, faites à Toulouse.

Depuis cette époque, nous avons continué à employer l'oculo-réaction dans les salles de chirurgie. MM. les Professeurs Audry et Frenkel nous ont transmis les observations qu'ils ont recueillies dans leur service de syphiligraphie et d'ophtalmologie ; enfin, profitant de l'épidémie de fièvre typhoïde qui sévit actuellement à Toulouse, nous avons soumis à l'épreuve de l'ophtalmo-réaction un certain nombre de typhiques.

Nous ferons d'abord l'historique de la question afin de bien montrer quels sont les différents problèmes qui ont été posés et quelle est actuellement l'opinion du monde médical à ce sujet ; nous expliquerons très brièvement la technique de l'expérience et nous décrirons succinctement les caractères de la réaction.

Après avoir exposé nos observations, nous en interpréterons les résultats, et enfin nous poserons les conclusions que ces recherches nous auront inspirées.

CHAPITRE PREMIER

Historique.

Après la célèbre communication de von Pirket, indiquant la possibilité de réactions locales à la tuberculine, chez des tuberculeux, par la cuti-réaction, M. Wolff-Eisner, de Vienne, dans une discussion sur cette cuti-réaction, annonça à la séance de la Société de Médecine de Berlin, du 3 juin 1907, qu'une goutte de tuberculine brute diluée à 1/1000e était susceptible de produire sur la conjonctive une réaction inflammatoire. Il n'avait pas encore expérimenté la méthode et ne pouvait rien affirmer au sujet de sa valeur diagnostique.

A la même époque, M. le Professeur Calmette étudiait l'action de la tuberculine sur les muqueuses saines, lesquelles possèdent une grande facilité d'absorption pour les substances toxiques. Le 17 juin, il décrivait son procédé à l'Académie de Médecine et faisait part, en même temps, de ses premières expériences faites à Lille, dans le service de clinique médicale de M. le Professeur Combemale, et à Saint-Sauveur, dans le service de clinique médicale infantile de M. le Professeur-agrégé, Déléarde. Il concluait à la possibilité de faire un diagnostic précoce de la tuberculose par sa méthode.

Le même jour, Vallée déclarait qu'il avait essayé l'instillation de tuberculine chez les bovidés, d'après la technique de Wolff-Eisner. Il avait obtenu, disait-il, des résultats excellents, mais la douleur et les conséquences désastreuses qui peuvent en résulter devaient faire échouer le procédé en médecine humaine.

Néanmoins, la plupart des cliniciens, tant français qu'étrangers, expérimentent la méthode et apportent, tour à tour, leurs résultats. Au début, nous assistons à la période enthousiaste, mais bientôt avec des résultats douteux ou quelques accidents regrettables on se voit obligé de faire des réserves sur la valeur du procédé, tandis que d'ardents défenseurs de la méthode essayent d'expliquer les résultats disparates et de rejeter sur les expérimentateurs les accidents imputés à l'ophtalmo-réaction.

Afin de ne pas enlever de son originalité à

un tel faisceau de découvertes, nous les citerons dans leur ordre chronologique :

M. Comby fait part de ses expériences à la Société de Médecine des hôpitaux, le 26 juillet 1907 ; il a trouvé la réaction positive dans la population hospitalière dans une proportion de 44,53 p. 100.

MM. Grasset et Rimbaud disent à la Société des Sciences médicales de Montpellier, en juillet 1907 : « Nos premières recherches nous permettent de nous ranger parmi les partisans de l'ophtalmo-réaction qui est appelée, croyons-nous, à rendre les plus grands services pour le diagnostic de la tuberculose. »

MM. Montagnon (1), Trannoy et Leroux (2) décrivent les principaux phénomènes de la réaction ; elle serait plus précoce et d'une plus longue durée chez les enfants.

En psychiatrie, J. Lépine (de Villejuif) étudie également l'ophtalmo-réaction, et A. Marie et Bourilhet rapportent leurs résultats au XVIIᵉ Congrès des aliénistes de Lausanne ; ils trouvent six réactions positives chez dix déments précoces, ce qui semblerait devoir apporter un argument en faveur de la thèse de Kiernan, Dunton, etc., qui attribuent une origine toxi-tuberculeuse à certaines démences précoces.

(1) *Province méd.*, 20 juillet 1907.
(2) *Bull. méd.*, n° 59, 1907.

M. F. Arloing, expérimentant sur les animaux, trouve des résultats concordants entre l'ophtalmo et la cuti-réaction, et il en fait part à la Société de Biologie, le 27 juillet 1907.

M. Bazy (1) se félicite « d'avoir un moyen simple, commode et rapide de faire le diagnostic de la tuberculose ».

MM. Aubaret et Lafon (2), dans la *Gazette hebdomadaire des Sciences médicales de Bordeaux*, étudient, en oculistes, les réactions de la conjonctive à la tuberculine et décrivent quatre aspects : 1° une forme légère; 2° une forme moyenne; 3° une forme intense; 4° une forme très intense.

MM. Dumarest et F. Arloing (3), se servant de tuberculine préparée par Vicario, comparent les résultats de l'ophtalmo-réaction avec ceux de la séro-réaction (séro-agglutination bacillaire de Arloing et Courmont) et concluent en faveur de cette dernière, qui serait plus constante, plus inoffensive, et qui aurait, en outre, une valeur pronostique.

Ils signalent l'emploi de l'adrénaline pour combattre la congestion de la conjonctive, et ont observé une certaine réaction thermique, attei-

(1) Compte rendu de la Société de Chirurgie, du 31 juillet 1907.
(2) Aubaret et Lafon. *Gaz. hebd. des Sciences méd. de Bordeaux*, 4 août.
(3) Dumarest et Arloing.

gnant quelquefois une température de 38° chez
certains de leurs sujets.

A l'étranger, M. Derscheid, dans la *Gazette
médicale belge* du 1er août 1907, comparant l'ophtalmo-réaction à la sous-cuti-réaction, déclare
que le premier avantage de l'ophtalmo-réaction
est de pouvoir être employé chez les fébricitants.

J. Citron, de Berlin, croit que l'ophtalmo-réaction est appelée à devenir un moyen précieux de
diagnostic pour le praticien ; il explique la patho-
génie du phénomène par la production locale
d'anti-toxines et déclare que l'ophtalmo-réaction
peut se produire dans d'autres maladies infec-
tieuses. (Cette idée avait déjà amené M. Chan-
temesse à pratiquer l'ophtalmo-réaction chez les
typhiques avec de la toxine typhique.)

En Italie, I. Calzolaji, et, en Suisse, E. Métraux
publient également leurs résultats.

MM. Ch. Mongour et P. Lande (1), pratiquant
deux ophtalmo-réactions successives chez les enfants, signalent la concordance des deux résultats 9 fois sur 10, mais ils observent une intensité
plus forte du phénomène durant la deuxième
épreuve. Ils signalent un cas de conjonctivite
assez tenace.

H. Eppeinstein (2) cite également deux conjonctivites phlycténulaires et une kératite légère

(1) Ch. Mongour et P. Lande. *Bull. méd.* du 4 sept. 1907.
(2) Eppeinstein. *Méd. Klinik.*, 8 sept. 1907.

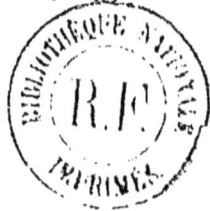

suivies de guérison rapide sur 226 ophtalmo-
réactions pratiquées sur enfants.

Mantoux apporte 200 observations avec une
proportion de 8 p. 100 de réactions positives chez
les enfants considérés comme sains.

En Allemagne, on pratique l'épreuve de l'ophtalmo-réaction sur les typhiques : ils paraissent
fournir une réaction, positive d'après les observa-
vations de MM. Cohn, Kraus, Lusemberger,
Kuss (1).

MM. Sabrazès et Dupérié, Ch. Mongour et
Brandéis étudient la cytologie de l'exsudat ; il comprend des leucocytes polynucléés, quelques rares
hématies, quelques cellules épithéliales, pas de
micro-organismes.

A la séance de la Société médicale des Hôpitaux, Henri Dufour présente 200 observations,
et on lit une communication de M. Lenoble,
de Brest, qui cite de nombreux cas où l'ophtalmo-
réaction n'a pas concordé avec les données de la
clinique. L'ophtalmo-réaction n'est plus, dès
lors, considérée comme un procédé absolu de
diagnostic.

Elle perd d'autant plus de partisans que H. Barbier (2) signale chez un enfant un cas de kératite
très grave avec perte presque complète de la
vision d'un œil (il est juste d'ajouter que cet en-

(1) Kuss. *Wiener Klin. Woch.*, 7 nov. 1907.
(2) *Soc. Méd. des Hôpitaux*, 6 décembre.

fant avait déjà eu, un an auparavant, une kératite qui avait duré un mois).

Renon a observé, sur 28 cas, 3 accidents assez sérieux : une conjonctivite tenace, une kératite simple et une kératite avec iritis.

M. Morax et M. de Lapersonne croient à l'innocuité de la tuberculine pour l'œil.

Afin d'éviter des accidents, M. Comby recommande de faire sur les enfants des instillations avec de la tuberculine diluée à 1/200e. Lesné emploie même des solutions à 1/500e.

Griffon observe des réactions plus fortes après une deuxième instillation de tuberculine, ainsi que l'avaient déjà signalé Ch. Mongour et P. Lande ; quelquefois, la deuxième expérience est positive, tandis que la première n'avait pas donné de résultat ; d'après Comby, il y aurait eu, dans ces cas, erreur de technique lors de la première instillation.

Enfin, tandis que Sicard rapportait un cas où un sujet non cachectique et tuberculeux (vérifié à l'autopsie) n'avait jamais réagi à l'ophtalmo-réaction, M. de Massary ne trouvait de concordance entre l'ophtalmo-réaction et le diagnostic clinique que 42 fois sur 70 sujets. Mais M. A. Calmette (1), s'appuyant sur les faits cités par M. Comby où l'autopsie a révélé des lésions ba-

(1) *Bull. méd.* du 15 janvier 1908.

cillaires non décelables cliniquement chez des enfants ayant présenté des réactions positives, est encore manifestement convaincu de la valeur absolue de l'ophtalmo-réaction, et envisage déjà le rôle qu'elle peut jouer dans la lutte sociale anti-tuberculeuse. Il croit, d'après des expériences qu'il a faites sur des animaux, que, seuls doivent donner une réaction positive, les porteurs de lé-sions bacillaires en voie d'évolution ou de caséi-fication.

D'après lui aussi, les enfants nouveau-nés ne présentent pas de réaction positive (argument en faveur de la non-hérédité de la tuberculose) et le nombre des réactions positives, sur un certain nombre d'enfants, est en rapport avec l'âge de ces enfants.

Parlant des réactions positives que les Alle-mands auraient observées chez les typhiques, M. A. Calmette dit que rien ne prouve que ces malades ne soient pas en même temps porteurs de lésions tuberculeuses, et il émet l'hypothèse qu'il pourrait y avoir une relation étroite entre la présence de quelques bacilles tuberculeux dans les ganglions mésentériques et l'infection de ces mêmes ganglions, puis de l'organisme tout entier, par le bacille typhique, hôte normal de l'intestin chez beaucoup d'individus sains, ce qui revien-drait à dire que le bacille typhique n'est peut-être virulent que pour les sujets porteurs de lésions tuberculeuses dans les ganglions mésentériques.

Il propose de pratiquer l'ophtalmo-réaction périodique chez les enfants nés de parents suspects, afin de les retirer à temps du milieu contaminé et de les envoyer dans des sanatoriums jusqu'au jour où l'absence de réaction indiquera la guérison de leurs lésions.

Grâce à l'ophtalmo-réaction, on pourrait également éloigner des écoles normales, des grandes écoles de l'Etat et de l'armée, les sujets suspects de tuberculose à l'examen clinique et présentant divers troubles fonctionnels.

MM. A. Wolff-Eisner et F. Teichmann (1) croient à la possibilité d'établir un pronostic, grâce à l'ophtalmo-réaction, en s'appuyant sur les données suivantes :

Tuberculose pulmonaire, période initiale :	forte réaction,	bon pronostic.
— — —	faible —	mauv. —
— — période avancée :	forte —	résistance de l'organ.
— — —	faible —	marche rapide.
— — —	réaction nulle :	imminence de mort.

Chauffard signale encore un cas de réaction négative dans un cas d'appendicite chronique opérée et reconnue tuberculeuse.

Labbé rapporte l'observation d'un sujet ayant présenté une réaction positive sans qu'il fût possible de lui déceler la moindre lésion bacillaire à

(1) Berlin. Klin. Woch., 13 janvier 19.8.

3

l'autopsie. Montagnon (1) (de Saint-Etienne) cite une série de cas anormaux d'ophtalmo-réactions. A l'Académie de Médecine, le 21 janvier 1908, M. Delorme s'élève violemment contre les assertions de M. Calmette et de M. le médecin-major Simonin : Il refuse à l'ophtalmo-réaction toute valeur diagnostique, et, faisant ressortir les accidents qu'elle peut causer, il ne veut pas « faire servir le soldat français de champ d'expérience ». MM. Barth, Paul Claisse, etc., affirment que l'auscultation seule ne permet pas de faire le diagnostic de tuberculose au début, et qu'il faut s'aider des réactions dues à la tuberculine. — Reprenant la question de la non-spécificité de l'oculo-réaction à la tuberculine, M. F. Arloing fait part à la Société de biologie de ses importantes expériences (25 janvier 1908). Il soutient que l'ophtalmo-réaction est positive chez tous les individus en état « d'intoxinisation », pourvu que cette toxine ait des propriétés vaso-dilatatrices ; il a fait à ce sujet des expériences très intéressantes sur des animaux. — Le docteur Debombourg, dans sa thèse de Lyon, cite 5 cas de réactions positives sur 10 syphilitiques soumis à l'ophtalmo-réaction ; la réaction semblerait plus intense avec une intoxication plus marquée de l'organisme.

Dans le Mémoire qu'il vient de faire paraître,

(1) *Prov. méd.*, 18 janvier.

le Docteur Wolf-Eisner synthétise ses recherches sur l'ophtalmo-réaction avec l'ancienne tuberculine Koch à 1 p. 100. Cette solution est dix fois plus faible que la solution à 1 p. 100 de tuberculine Test. Ses conclusions sont les suivantes : « Il est absolument incompréhensible pour moi que la plupart des auteurs aient pu arriver à une conclusion en quelques semaines ; bien que je me sois servi de cas que j'ai pu soumettre à un contrôle prolongé au cours de ces six derniers mois, je ne crois pas que ces observations permettent de trancher la question. » Il est disposé à attribuer une grande importance à l'épreuve de l'ophtalmo-réaction dans les cas douteux ; mais il a soin d'observer que « c'est une conception un peu naïve de s'imaginer que l'ophtalmo-réaction pourra, sans autre considération, fournir une réponse carrément affirmative ou négative ; la tuberculose est une maladie trop polymorphe, les aptitudes réactionnelles chez les tuberculeux évolutifs ou latents sont trop variables pour qu'on ait de telles illusions ».

Enfin, de la longue discussion qui se poursuit à la Société de Médecine de Berlin, après les communications de MM. Möller, Levi, Casper, Fritz Lévy, Cohn, etc., il semble résulter que l'ophtalmo-réaction possède une valeur propre, mais que, pour le moment, elle ne répond pas aux exigences de la pratique médicale.

CHAPITRE II

Technique de l'ophtalmo-réaction.

Nous avons employé dans nos expériences la tuberculine, de l'Institut Pasteur de Lille, en poudre (1).

« C'est une tuberculine précipitée par l'alcool. Pour la préparer, on prend une culture de bacilles tuberculeux bovins, datant de six semaines environ, qu'on met à l'autoclave à 110° pendant vingt minutes pour la stériliser et tuer les bacilles. On passe le tout au bain-marie à 80° ou 90° et on évapore au dixième environ, puis on filtre et on recueille le filtrat. On précipite une première fois par l'alcool à 95°; dans les cas où la précipitation se fait mal, il suffit d'ajouter une

(1) D'après la thèse de L. Petit (Lille).

parcelle de chlorure de sodium au liquide pour qu'elle se produise immédiatement. On filtre et on recueille sur le papier la tuberculine ainsi précipitée. On l'enlève par le raclage et on la met à sécher à l'étuve ou mieux dans le vide. On la dissout dans l'eau, et on recommence deux fois ces opérations, de façon à purifier le produit. On obtient alors une poudre blanchâtre qu'on broie très finement et qui est prête à être utilisée. » (1).

Chaque tube contient 5 milligrammes de tuberculine que l'on dissout au moment de l'emploi dans 10 gouttes d'eau pour les adultes et 20 gouttes pour les enfants, ce qui fait une solution à 1 p. 100 pour les adultes et à 1/200e pour les enfants.

Il suffit d'instiller une goutte de cette solution dans un œil, en ayant bien soin d'empêcher le malade de chasser cette goutte par un clignement trop rapide des paupières.

Le phénomène de l'ophtalmo-réaction apparaît cinq à six heures après l'instillation pour atteindre son maximum vingt à trente heures après (il faut éviter de prendre la rougeur fugace qui apparaît quelquefois deux à trois heures après l'instillation pour un résultat positif).

Il serait dû, d'après Citron, à la production lo-

---

(1) Saurazès et Dupérié. *Gazette hebdomadaire des Sciences médicales de Bordeaux*, 21 juillet 1907. — Mongour et Brandès. *Bull. méd.*, 6 novembre 1907.

cale d'anticorps déterminée par l'absorption de
la tuberculine, substance capable d'agir comme
antigène.

La réaction est surtout caractérisée par une rougeur de la conjonctive due à de la vaso-dilatation.
La caroncule est rouge, gonflée et couverte d'un
léger exsudat fibrineux qui, quelquefois, se ras-
semble dans le cul-de-sac inférieur. Il y a du larmoiement, et les sujets se plaignent seulement
d'une sensation de picotements. Il y a plusieurs
degrés dans la réaction positive, depuis la simple
vaso-dilatation jusqu'à la sécrétion muco-puru-
lente, le gonflement des paupières et l'injection
péri-kératique.

CHAPITRE III. — Observations personnelles.

Ophtalmo-réactions pratiquées le 24 juillet 1907, à 9 heures du matin.

INDICATIONS concernant les malades.	DIAGNOSTIC	EXAMEN à 3 h. du soir.	EXAMEN à 5 h.1/2 du soir	EXAMEN à 8 h. du matin 25 juillet.	EXAMEN le 26 juillet.	OBSERVATIONS
Homme Salle Notre-Dame n° 4.	bacillose pulmon. 2° période hémoptysies.	légère rougeur (vaso-dilatation faible).	douteux.	sans résultat.		Une 2ᵐᵉ expérience fut faite le 31 juillet : le résultat fut également très douteux.
Homme Salle Notre-Dame n° 8.	bacillose pulmon. 3° période.	rougeur assez intense.	rougeur vive.	diminution de la réaction.	disparition complète de la réaction.	/
Homme Salle Notre-Dame n° 12.	pleurésie hémorragique	positif (vaso-dilat.)	positif. (exsudat).	diminution de la réaction.	disparition complète de la réaction.	
Homme Salle Notre-Dame n° 14.	brightique.	douteux.	positif. (vaso-dilat.)	très positif : exsudat, œdème palpebr.. adhérences des paupières.	persistance d'une réaction très vive.	Les phénomènes inflammatoires persistèrent durant 5 à 6 jours ; ils guérirent avec l'emploi d'eau boriquée en lavages, d'instillations d sulfate de zinc et l'application d'un pansement humide. Cet homme avait déjà donné une réaction très positive à la cuti-réaction, 8 jours auparavant. Le 3 septembre, il fut pris d'une crise de glaucome à l'œil droit. Il aurait déjà eu plusieurs crises analogues depuis 2 ans. L'ophtalmo-réaction avait été pratiquée sur l'œil droit.

Ophtalmo-réactions pratiquées le 24 juillet 1907, à midi.

INDICATIONS concernant le malade.	DIAGNOSTIC	EXAMEN à 5 h. 1/2 du soir.	EXAMEN à 8 h. du matin 25 juillet.	EXAMEN le 26 juillet.	OBSERVATIONS
Homme Salle Notre-Dame n° 10.	Cancer du poumon ou tuberculose.	douteux.	négatif.	négatif.	L'autopsie nous certifia que ce malade était atteint de cancer du poumon. (Voir page 52).
Femme Salle Sᵗᵉ-Germaine n° 3.	anémie suspecte. métro-salpingite.	négatif.	négatif.	négatif.	La malade avait pleuré immédiatement après l'instillation de la tuberculine. Une deuxième instillation pratiquée quelques jours après a été positive.
Femme Salle Sᵗᵉ-Germaine n° 7.	Anémie, psoriasis; toux persistante; crachats sanguinolents; pas de signes de tuberc. pulm. à l'auscultation; pas de bacilles dans les crachats.	négatif.	négatif.	La malade accuse un léger picotement : légère rougeur.	
Femme Salle Sᵗᵉ-Germaine n° 14.	tuberculose pulmonaire (2ᵉ période).	positif. (vaso-dilat.)	positif. (exsudat).	positif.	Disparition des phénomènes inflammatoires le 28 juillet.

T. nº III.

Ophtalmo-réactions pratiquées le 31 juillet 1907, à 9 heures et demie du matin.

INDICATIONS concernant le malade.	DIAGNOSTIC	EXAMEN à 3 h. du soir.	EXAMEN à 5 h. du soir.	EXAMEN à 10 h. du matin. 1er août.	OBSERVATIONS
Homme Salle Notre-Dame nº 9.	bacillose pulmon. (2º période)	picotements.	pas de signes inflammatoires.	Léger œdème palpébral ; vaso-dilatation ; léger exsudat.	
Homme Salle Notre-Dame nº 11.	bacillose pulmon. (2º période) hémoptysies.	négatif.	négatif.	Pas de sympt. subjectifs; légère vaso-dilatation.	Première expérience Ophtalmo-réactueuse pratiquée le 24 juillet. (Le malade était au nº 4.)
Homme Salle Notre-Dame nº 13.	rhumatisme gonococcique.	négatif.	négatif.	négatif.	
Homme Salle Notre-Dame nº 19.	rhumatisme chroniq. déformant. (homme de 25 ans).	positif.	très positif.	Injection péri-kératique: œdème palpébral : larmolement.	A présenté quelques crachats sanguinolents, quelques jours après. On remarque sur sa joue G une fistule probablement d'origine bacillaire. N'a pas de signes pulmonaires à l'auscultation.
Femme Salle Ste-Germaine nº 3.	anémie douteuse, métro-salpingite.	positif.	positif.	très positif.	Le résultat avait été négatif; le 24 juillet, la malade avait pleuré.
Femme Salle Ste-Germaine nº 19.	asthme bronchite chronique.	négatif.	négatif.	négatif.	La malade est soupçonnée d'avoir frotté son œil immédiatement après l'instillation.

— 31 —

Ophtalmo-réactions pratiquées le 8 août 1907.

INDICATIONS CONCERNANT LE MALADE	DIAGNOSTIC	RÉSULTAT
Homme Salle Saint-Maurice, n° 6.	Arthrite du cou-de-pied. (Amputé dep. quelq. jours).	Positif.
Homme Salle Saint-Maurice, n° 8.	Tumeur blanche du genou ; amas ganglionnaire dans la fosse iléo-cœcale.	Négatif.
Homme Salle Saint-Maurice, n° 5.	Mastoïdite, Epididymite bacillaire.	Positif.
Homme Salle Saint-Maurice, n° 18.	Abcès par congestion.	Positif.
Homme Salle Saint-Maurice, n° 20.	Abcès par congestion.	Positif.
Homme Salle Saint-Maurice, n° 21.	Coxalgie suppurée.	Positif.
Homme Salle Saint-René, n° 1.	Tumeur blanche du genou.	Négatif.
Femme Salle Saint-Vincent, n° 23.	Ostéite du grand trochanter avec fistules. (État général mauvais).	Douteux.

Ophtalmo-réactions pratiquées le 3 septembre.

Homme Salle Notre-Dame, n° 6.	Compression médullaire, Mal de Pott? (Exagération des réflexes).	Négatif.
Homme Salle Notre-Dame, n° 8.	Pleurésie droite.	Positif.
Homme. Salle Notre-Dame.	Pyurie.	Négatif.
Homme. Malade du dehors.	Adénopathie cervicale.	Positif.

Résultats d'Ophtalmo-réactions recueillis par M. ASTRUC,

Externe du service de M. le Professeur CAUBET.

INDICATIONS CONCERNANT LE MALADE	DIAGNOSTIC	RÉSULTAT
Homme Salle Notre-Dame, n° 5.	Bacillose pulmonaire.	Positif.
Homme Salle Notre-Dame, n° 22.	Hématurie.	Négatif.
Homme Salle Notre-Dame, n° 23.	Albuminurie.	Négatif.
Homme Salle Notre-Dame, n° 26.	Rhumatisme.	Négatif.
Homme Salle Saint-Sébastien, n° 6.	Rhumatisme.	Négatif.
Homme Salle Saint-Sébastien, n° 24.	Splénomégalie.	Négatif.
Homme Salle Saint-Sébastien, n° 28.	Artério-sclérose cérébrale.	Réaction positive tardive
Femme Salle Ste-Germaine, n° 14.	Bacillose pulmonaire.	Positif.
Femme Salle Ste-Germaine, n° 19.	Cirrhose ? (Ascite).	Négatif.
Femme Salle Sainte-Marie, n° 1.	Pleurésie.	Négatif.
Femme Salle Sainte-Marie, n° 10.	Bacillose pulmonaire.	Positif. (Cette malade présenta une kératite phlycténulaire qui dura une quinzaine de jours. Elle guérit par un traitement anodin)
Homme Salle Notre-Dame, n° 2.	Bronchite chronique.	Négatif.
Homme Salle Notre-Dame, n° 5.	Splénomégalie.	Négatif.
Homme Salle Notre-Dame, n° 8.	Bacillose.	Positif.
Homme Salle Notre-Dame, n° 12.	Bacillose.	Positif (faible).
L..., malade du dehors.	Adénopathie.	Positif.
G..., malade du dehors.	Asphyxie des extrémités.	Positif.

NOTA. — Les six dernières observations datent de fin septembre et ont été recueillies par moi-même.

Ophtalmo-réactions pratiquées le 12 octobre 1907.

INDICATIONS CONCERNANT LE MALADE	DIAGNOSTIC	RÉSULTAT
Homme, salle N.-Dame, n° 9.	Anémie, chlorose.	Négatif.
Homme, salle N.-Dame, n° 18.	Bronchite.	Négatif.
Homme, salle N.-Dame, n° 25.	Cirrhose hépatique hypertrophique.	Négatif.
Homme, salle N.-Dame, n° 28.	Anémie post-hémorragique.	Négatif.
Femme, salle St-Vincent, n° 7.	Adénite sarcomateuse.	Positif.
Homme, salle Saint-Lazare.	Tumeur blanche.	Très positif.
Femme, salle Saint-Louis.	Arthrite, bacillose pulm.[3]	Réaction douteuse
Femme, salle Ste-Germaine, n° 5.	Néphrite hématurique.	Réaction négative. (L'examen des urines n'a pas révélé l'existence de bacilles de Koch.)

Ophtalmo-réactions pratiquées en novembre 1907.

Femme, salle Ste-Marie, n° 1.	Pleurésie séro-fibrineuse ponctionnée.	Positif.
Femme, salle Ste-Marie, n° 5.	Paralysie récurrentielle.	Négatif.
Femme, salle Ste-Marie, n° 11.	Arthrite gonococcique du genou.	Négatif.
Femme, salle Ste-Germaine, n° 7.	Rhumatisme aigu.	Négatif.
Femme, salle Ste-Germaine, n° 10.	Cardiaque, bronchite chronique.	Négatif.
Femme, salle Ste-Germaine, n° 17.	Cardiaque.	Négatif.
Homme, salle Notre-Dame, n° 10.	Paralysie récurrentielle.	Négatif.
Homme, salle N.-Dame, n° 29.	Tuberculose pulmonaire cavitaire.	Négatif.
Homme, salle St-Sébastien, n° 7.	Cirrhose hypertrophique alcoolique avec ascite.	Négatif.
Femme, salle Ste-Germaine, n° 11.	Bronchites à répétition — Hémoptysies — Paralysie incomplète du récurrent gauche.	Résultat positif retardé.
Homme, salle St-Sébastien, n° 24.	Néphrite aiguë sans antécédents bacillaires.	Positif.
Homme, salle St-Sébastien, n° 10.	Rhumatisme poly-articulaire aigu.	Positif.

Ophtalmo-réactions pratiquées le 11 février 1908, à 3 h. du soir.

INDICATIONS CONCERNANT LE MALADE	DIAGNOSTIC	RÉSULTAT	OBSERVATIONS
Femme, 21 ans, Salle Ste-Germaine, n° 1.	Fièv. typhoïde Période d'état.	(—)	La malade a pleuré.
Femme, 18 ans, Salle Ste-Germaine, n° 2.	Fièv. typhoïde Période d'état.	(—)	
Femme, 23 ans, Salle Ste-Germaine, n° 4.	Fièv. typhoïde (Convalescence)	(—)	
Femme, 24 ans, Salle Ste-Germaine, n° 6.	Fièv. typhoïde (Convalescence).	(—) Légèr. positif 36 h. après.	
Femme, 20 ans, Salle Ste-Germaine, n° 8.	Fièv. typhoïde (état).	Très légèrem. positif.	La malade a pleuré.
Femme, 22 ans, Salle Ste-Germaine, n° 9.	Fièv. typhoïde (Convalescence).	Très positif.	La malade a pleuré. Pas d'antécédents bacillaires.
Femme, 27 ans, Salle Ste-Germaine, n° 20.	Fièv. typhoïde (Convalescence).	(+)	Sœur atteinte de maladie de poitrine; bronchites suspectes; hydropisie. Quatre enfants morts en bas-âge (un à 2 mois); les deux premiers seuls vivants. A des conjonctivites fréquentes.

Ophtalmo-réactions pratiquées le 11 février, à 3 h. du soir *(Suite).*

INDICATIONS CONCERNANT LE MALADE	DIAGNOSTIC	RÉSULTAT	OBSERVATIONS
Garçon, 13 ans 1/2. (S. F.)	Fièv. typhoïde; séro-diagnos. négatif (15me jour.)	(—)	
Garçon, 9 ans. (C... Louis)	Fièv. typhoïde; séro-diagnos. positif (20me jour.)	(—)	L'ophtalmo - réaction a été pratiquée sur les enfants, à la dose de 1 p. 200. Malades du dehors.
Garçon, 9 ans 1/2. (M.)	Fièv. typhoïde; séro-diagnos. négatif (16me jour.)	(—)	
Fillette, 15 ans.	Ganglions cervicaux suppurés.	(+) Réaction tr. intense.	Tuberculine à 1/200e.
Fillette, 12 ans.	Bacillose pulm. (1re période).	(+)	
Fillette, 2 ans 1/2.	Rachitisme.	(—)	
Fillette, 2 ans.	Rachitisme.	(—)	A pleuré après l'instillation.
Homme, 25 ans, Salle Saint-Lazare, n°5.	Raideur de l'épaule droite, atrophie musculaire. Affection date de deux ans.	(+)	Diagnostic clinique très difficile. La radiographie n'indique aucune lésion. A la suite de l'ophtalmo-réaction, on cesse la mobilisation et on immobilise le membre dans un appareil silicaté.
Homme, 40 ans, Salle Saint-Lazare, n°9.	(Bacillaire) Arthrite tibio-tarsienne. Amputé depuis 15 jours.	(+)	

Résultats d'Ophtalmo-réactions
pratiquées à la Clinique des maladies cutanées et syphilitiques

Dus à l'obligeance de M. le Professeur AUDRY.

INDICATIONS	DIAGNOSTIC	RÉSULTATS	OBSERVATIONS
Femme.	Lupus tuberculeux du dos et du cou ; ancienne adénite suppurée.	+	
Femme.	Syphilis secondaire. Otite scléreuse ancienne.	+ (Conjonctivite très tenace ; durée de 4 à 5 jours.)	Examinée après le résultat de l'ophtalmo-réaction, on constate un signes de tuberculose pulmonaire.
Homme.	Épididymite à début assez aigu sans blennorragie. Ulcérations tuberculeuses des diverticules laryngés.	+	Les ulcérations laryngées furent constatées simultanément.
Homme. (Infirmier)	Paralysie faciale, sans signes cliniques de bacillose.	+	
Homme.	Lupus très étendu de la face.	+	
Femme.	Lupus du nez. Syphilis sans signes de bacillose.	—	Examen histologique n'a pas encore été fait.

4

T. nº X.

Résultats d'Ophtalmo-réactions pratiquées à la Clinique ophtalmologique, dus à l'obligeance de M. le Professeur FRENKEL.

SÉANCE DU 12 AOUT 1907, A 10 HEURES DU MATIN

INDICATIONS CONCERNANT LE SUJET	AFFECTION OCULAIRE	AFFECTION GÉNÉRALE	ŒIL qui a reçu l'instillation	EXAMENS SUCCESSIFS						OBSERVATIONS
				4ᵉ h.	7ᵉ h.	24ᵉ h.	31ᵉ h.	48ᵉ h.	Fin.	
Homme. M., étud. en pharm. 24 ans.	ODG. Kératite interstitielle guérie par huile grise depuis 3 mois.	Arthrite tub. du genou droit guérie dep. 1 an. (ankyl.)	O D	—	—	+sécrétion				Début, 12ᵉ heure.
Homme. I., interne en médec. 24 ans.	N.	N.	O D	—	—	—	—	—	—	
Femme. C. m. Salle Sᵗᵉ-Luce, 1. 21 ans.	ODG. Névrite optique guérie dep. 2 mois.	Symptômes de méningite guérie depuis 1 mois.	O D	—	—	—	—	—	—	
Garçon. L. p. Salle Sᵗ-Bernard. 9 ans.	ODG. Kératite phlyct. guérie dep. 8 jours.	N.	O D	—	+	+				24ᵉ heure : t=27,1; inject. péri-kératique, cornée dépolie. 48ᵉ heure : inject. péri-kéra-tique; kératite phlyctonni.
Fillette. V. m. Salle Sᵗᵉ-Luce. 11 ans.	OG. Kératite phlyct. guérie depuis 15 jours. OD. Normal.	N.	O G	+	++t, positif sécrél.	++	++	++	4ᵉ jour.	
Homme. C. Salle Sᵗ-Bernard. 24 ans.	ODG. Conjonctivite. Blennor-rhagie métastatique guérie depuis 15 jours.	Arthrites gonococ-ciques des poignets	O D	—	—	+?	+sécrétion	+sécrétion	4ᵉ jour.	
Homme. B. Salle Sᵗ-Bernard. 55 ans.	ODG. Atrophie du nerf optique.	N.	O D	—	—	—	+?			De 24ᵉ h. à 48ᵉ h., légèr. roug. de la caroncule et de la con-jonctive palpébrale.
Femme. D. Salle Sᵗᵉ-Luce, 8. 64 ans.	ODG. Dacryocystite. OG. Ulcère de la cornée avec hypopyon.	N.	O D	—	+?	+	+sécrétion	+	4ᵉ jour.	
Femme. B. m. Salle Sᵗᵉ-Luce, 6 55 ans.	OG. Blépharoplastie p. épi-thélioma de la paupière su-périeure.	N.	O D	—	+	+sécrétion	+sécrétion	+	4ᵉ jour.	A la 31ᵉ heure, OG a de la sécrét. abondante.
Femme. P. m. Salle Sᵗᵉ-Luce, 10 78 ans.	OD, Glaucome absolu secondaire.	N.	O G	—	—	—	—			A la 24ᵉ h., la sécrét. en 2 yeux a été réveillée.
Fillette. C. j. Consultation. 8 ans 1/2.	OG. Leucome cornéen. ODG. Avait eu kératite phlyc-ténulaire.	N.	O D	—	—	—	—			
Homme. M., étud en médec. 25 ans.	N.	N.	O D	—	—	+sécrétion	++sécrétion	++	14ᵉ j.	Début à la 12ᵉ heure; à la 31ᵉ heure, œdème palpébr.; 2ᵉ jour, adénite pré-auricu-laire droite. Le 26 août, il y avait encore de la rougeur sans sécrét. ni phlyct. ni dacryocystite.

Œdème palpébral.

INDICATIONS
{ (N.) signifie *négatif*.
(+) — *réaction positive*.
(—) — *réaction négative*.
(OD) — *œil droit*.

(OG) signifie *œil gauche*.
(ODG) — *œil dr. et œil gauche*.
(++) — *réaction très vive*.

T. n° XI.

Résultats d'Ophtalmo-réactions pratiquées à la Clinique ophtalmologique, dus à l'obligeance de M. le Professeur FRENKEL.

SÉANCE DU 21 AOUT 1907, A 10 HEURES DU MATIN

INDICATIONS CONCERNANT LE MALADE	AFFECTION OCULAIRE	AFFECTION GÉNÉRALE	ŒIL qui a reçu l'instillation	EXAMENS SUCCESSIFS						OBSERVATIONS
				7 h.	24 h.	48 h.	72 h.			
Femme. P. m. Consultation. 30 ans.	OG. Episclérite.	N.	OD	—	+ sécrétion	+	+	5e jour.	+	Phlyctènes du limbe en bas.
Garçon. G. p. Consultation. 11 ans.	Phlyctèn. cornéennes il y a deux ans.	N.	OG	+	+ inject. péri-kér.	+	+	5e jour.	+	7e heure, inject. péri-kérat. en bas. 24e heure a provoqué l'apparit. de phlyctènes à OG.
Fillette. C. j. Consultation. 8 ans 1/2.	OG. Leucome cornéen. ODG. Ont présenté jadis des phlyctènes.	N.	OD	+ sécrétion	+ inject. péri-kér.	+	—			Une 1re instillat. faite le 12 aout fut (—). Phlyctènes
Femme. M. m. Consultation. 68 ans.	OD. Ulcère de la corn. ODG. Dacryocystite.	N.	OG	—	+ lacr. inj. péri-kér.	+	+			Injection péri-kérat. sans dacryocystite.
Femme. C. m. Consultation. 57 ans.	N.	Bronch. chron. emphys. pulm.	OD	—	—	—	—			
Femme. C. m. Salle Ste-Luce, n° 1. 21 ans.	ODG. Ancienne névr. optique.	Méningite (?) ancienne.	OD	—	+ (?)	—	—			Une 1re instillat. faite le 12 aout fut (—).
Femme. S. m. Bonne de service. 18 ans.	N.	Anémie.	OD	—	—	—	—			
Femme. D. G. Bonne de service. 40 ans.	N.	N.	OD	—	—	—	—			
Femme. M. a. Consultation. 17 ans.	OG. Iritis.	Anémie, pas de bronchites, pas d'antécéd. héréditaires tuberc.	OD	—	—	—	—			
Femme. G. D. Salle St-Joseph. 18 ans.	N.	Hémiplégie, peut-être spécifique avec contracture; champ visuel normal.	OG	+	Après le 15e jour, il existe encore une kératite phlycténulaire.						

Résultats d'Ophtalmo-réactions pratiquées le 17 février 1908

Dus à l'obligeance de M. Pujol, Interne.

INDICATIONS CONCERNANT LE MALADE	DIAGNOSTIC	RÉSULTAT
Homme, 29 ans, Salle Saint-Sébastien.	Dothiénentérie.	(—)
Homme, 21 ans, Salle Saint-Sébastien.	Dothiénentérie.	(—)
Homme, 22 ans, Salle Saint-Sébastien.	Rhumatisme blennorragiq.	(—)
Femme, 70 ans, Salle Sainte-Marie.	Bronchite chroniq. suspecte.	(—)
Femme, 54 ans, Salle Saint-Louis.	Pyurie.	(—)
Femme, 24 ans, Salle Saint-Louis.	Arthrite blennorragique.	(—)
Fillette, 12 ans, Salle Saint-Louis.	Ostéite du tibia.	(—)

CHAPITRE IV

Statistiques.

Nous grouperons nos malades en deux groupes :

1° Malades considérés comme atteints de lésions bacillaires ; ce groupe comprend des tuberculeux pulmonaires, des tuberculeux chirurgicaux (ostéites, arthrites, etc.), des pleurétiques et des sujets porteurs d'adénopathies cervicales de cause indéterminée.

Nombre de réactions.......	37	
Réactions positives.........	27	soit 72,0 %
— négatives........	5	de réact. positives.
— douteuses........	5	

2° Malades non tuberculeux ; ce groupe comprend des malades anémiés, des chlorotiques, des bronchitiques, des asthmatiques, des emphysémateux, etc.

Nombre de réactions....... 83 ⎫ soit une proportion
Réactions positives......... 24 ⎬ de 26,5 %
—   négatives........ 59 ⎭

Total des expériences : 111.

PREMIER GROUPE. — Nous voyons que la proportion des tuberculeux, ou paraissant cliniquement tels, qui ont réagi, est de 72,9 p. 100.

Petit, dans sa thèse, arrive à un chiffre de 94,32 p. 100, tandis que Wolff-Eisner ne trouve qu'une proportion de 55 p. 100 et de 65 p. 100 si on ne tient pas compte des sujets présentant un état de cachexie très avancée; Machard arrive à 80,9 p. 100 ; Müller donne une proportion de 50 p. 100 (75 p. 100 à la deuxième période) et Levi donne une proportion de 62 p. 100 (90 p. 100 aux deux premières périodes).

Parmi ceux qui ont fourni une réaction positive, il y en a deux de particulièrement intéressants :

La première observation a trait à une femme syphilitique atteinte d'otite scléreuse ancienne qui présenta une réaction positive très tenace ; examinée attentivement après un tel résultat, on lui découvrit des signes de tuberculose pulmonaire indéniables.

La deuxième observation concerne un individu atteint d'épididymite, à début aigu, sans blennorragie, auquel on découvrit des ulcérations tuberculeuses des diverticules laryngés.

Les malades tuberculeux qui n'ont pas réagi à la tuberculine étaient atteints : deux, de tumeurs blanches du genou ; un, de tuberculose cavitaire ; un, de pleurésie simple et un de lupus du nez (cas de M. Audry).

Deuxième Groupe. — Le second groupe comprend quelques résultats instructifs.

A. *Résultats positifs*. — Une malade présentant une anémie suspecte a réagi à la deuxième instillation (voir le deuxième tableau).

Une nourrice très fatiguée, affligée d'une toux sèche et expectorant quelques petits crachats striés de sang, n'a pas réagi à la tuberculine ; or, elle ne présentait aucun signe stéthoscopique pulmonaire, et on n'a pu trouver de bacilles dans ses crachats (voir tableau n° 2).

La n° 9 de Sainte-Germaine, à qui l'on a pratiqué l'épreuve de la tuberculine le 12 octobre, a présenté un résultat positif retardé ; elle avait des hémoptysies fréquentes, toussait, mais ne présentait pas de signes nets de bacillose pulmonaire ; peut-être sa réaction positive était-elle due uniquement à des lésions de conjonctivite chronique qui faussent souvent les résultats, comme nous le verrons plus tard.

Parmi les sujets ayant donné des réactions positives, figure un vieux *brightique* ne présentant
pas de lésions bacillaires cliniques. La cuti-
réaction pratiquée quelques jours auparavant avait
également donné chez lui une réaction positive
intense. L'ophtalmo-réaction, légèrement retar-
dée, était le lendemain excessivement violente ;
les phénomènes inflammatoires durèrent cinq à
six jours. Un mois après environ, le malade fut
pris d'une crise de glaucome à l'œil instillé. Mais
il aurait eu plusieurs crises semblables moins fortes néanmoins depuis deux ans (voir tableau n° 1).

Le *rhumatisme aigu* paraît ne pas réagir à la
tuberculine ; on note trois résultats négatifs sur
quatre cas dans nos observations, tandis que le
rhumatisme chronique déformant a donné une
réaction positive deux fois sur deux cas. (Un de
ces malades a présenté, quelques jours après, des
crachats sanguinolents ; il porte sur la joue gauche une fistule à point de départ osseux (voir tableau n° 3).

Une *hémiplégique droite* instillée à l'œil gauche
et un cas de *paralysie faciale* ont présenté des
réactions très intenses.

Ces deux cas sont à rapprocher de ceux signa-
lés par Achard à la Société médicale des Hôpitaux, le 6 décembre 1907.

Nous notons aussi avec réaction positive un
cas de *gangrène symétrique des extrémités*, ainsi

qu'un *étudiant en médecine ne présentant aucun signe clinique* de tuberculose, mais amaigri et anémié depuis quelque temps (voir tableau n° 9), et enfin trois *typhiques* et onze *malades atteints de lésions externes des yeux* sur lesquels nous reviendrons dans un chapitre suivant.

B. *Résultats négatifs.* — Parmi les sujets non tuberculeux n'ayant pas réagi à l'ophtalmo-réaction, nous notons :

- 1 cancer du poumon.
- 1 malade atteint de contracture des membres inférieurs avec exagération des réflexes.
- 1 cas de pyurie.
- 3 cirrhoses hypertrophiques.
- 2 paralysies récurrentielles.
- 2 arthrites gonococciques.
- 3 rhumatismes aigus.
- 2 cardiaques.
- 2 néphrites hématuriques.
- 2 syphilis.
- 1 albuminurie.
- 2 splénomégalies.
- 9 fièvres typhoïdes.
- 2 rachitiques.
- 1 interne des hôpitaux, sans état pathologique notable.
- 1 bonne du service, bien portante.

5 malades ne présentant que des affections internes de l'œil (1 glaucome, 2 atrophies du nerf optique, 1 névrite du nerf optique, 1 iritis).

Le malade atteint de cancer du poumon fut particulièrement intéressant, car le diagnostic présenta au début une grande difficulté. L'autopsie fut concordante avec le résultat de l'oculo-réaction.

CHAPITRE V

Particularités et complications observées parmi nos ophtalmo-réactions positives.

Les tuberculeux avérés présentent des réactions généralement assez précoces et d'intensité
moyenne ; ce sont plutôt les malades qui sont
rangés dans la catégorie des pré-tuberculeux et
les non-tuberculeux cliniques ayant réagi qui ont
montré les réactions les plus intenses et souvent
les plus tardives. Il semble donc que les fortes
réactions conjonctivales indiquent ou une tuberculose à virulence atténuée ou une résistance plus
marquée du sujet qui n'est peut-être pas encore
fortement intoxiqué.

Cette remarque ne s'adresse pas aux malades
atteints de lésions externes des yeux, qui feront
l'objet d'un chapitre spécial.

Sans vouloir attribuer à l'ophtalmo-réaction l'importance que Wolff-Eisner et F. Teich-mann (1) lui attribuent pour établir un pronostic, il semble qu'elle reflète parfois le degré d'intoxication du malade.

Nous n'avons eu à enregistrer aucun accident sérieux chez les malades ne présentant pas de lésions antérieures des yeux. Nous n'avons ob-servé ni des lésions graves de la cornée, ni des phénomènes inflammatoires de l'iris ; générale-ment, toute réaction avait disparu trente-six heures après l'instillation. Les malades ne se sont jamais plaints de la moindre douleur ; ils accusaient seulement un léger picotement.

Les seules complications que nous avons observées sont :

1° Une kératite phlycténulaire chez une hémi-plégique (durée, vingt-cinq jours) ;

2° Une adénite pré-auriculaire avec de l'œdème palpébral chez un étudiant en médecine non ma-lade cliniquement (durée, quinze jours) ;

3° Trois conjonctivites intenses chez une brigh-tique avec glaucome (voir tableau n° I) et deux rhumatisants chroniques ;

4° Une conjonctivite tenace chez une malade syphilitique avec quelques lésions bacillaires des sommets (durée, quinze jours, cas de M. Audry).

(1) Voir page 21.

5° Une kératite phlycténulaire (?) chez une bacillaire (durée, quinze jours, cas rapporté par M. Pujol).

Tous ces accidents ont guéri par un simple traitement anodin (lavages à l'eau boriquée, quelquefois instillations de sulfate de zinc et pansements occlusifs).

Aussi croyons-nous, avec Morax et de Lapersonne, à la parfaite innocuité du procédé lorsque les yeux ne présentent pas des traces d'inflammation chronique ou aiguë des membranes externes. Nous estimons que les cas de complications graves rapportés par Barbier, Rénon, etc., sont dus à l'état antérieur des yeux des sujets ou à la faute des malades (saleté des malades) ; les enfants peuvent, en se grattant l'œil, inoculer secondairement leur conjonctivite ; il en est de même des déments.

Une femme présentant une *néphrite hématurique* ne donna pas de réaction, bien que les antécédents de cette malade fissent songer à la bacillose. L'examen des urines ne permit pas d'y découvrir le bacille de Koch.

CHAPITRE VI

Cas suivis d'autopsie.

Depuis l'époque où nous fîmes nos premières expériences d'ophtalmo-réaction, il nous a été possible de faire un certain nombre d'autopsies nous permettant de juger de la valeur du procédé. Dans le nombre, plusieurs se rapportent à de véritables tuberculeux cliniques qui avaient fourni la réaction positive ; nous insisterons particulièrement sur celles d'un malade atteint de cancer du poumon et d'une jeune fille cardio-pulmonaire. Ces deux sujets n'avaient pas réagi à la tuberculine.

OBSERVATION I

Cancer du poumon n'ayant pas réagi à l'oculo-réaction (1).

S. G..., cinquante-sept ans, terrassier.

Pas d'antécédents héréditaires intéressants. Mère inconnue, frère mort après plusieurs attaques.

Antécédents personnels. — Pas de maladie de l'enfance, sauf une infection pulmonaire indéterminée à l'âge de neuf ans : on lui aurait appliqué un vésicatoire sur la poitrine.

Cinq ans de service militaire.

Pas d'alcoolisme. Pas de syphilis.

Dans le cours du dernier mois de service militaire, il tombe malade, se plaignant de la poitrine (toux, expectoration). Il reste deux mois à l'hôpital, d'où il sort complètement guéri. Depuis lors, il exerce le métier de manœuvre et il a toujours joui d'une santé parfaite, lorsqu'il y a un mois environ, il tombe de nouveau malade.

Nous voici donc au 3 mai 1907, date de son entrée à l'hôpital.

Le malade que nous avons sous les yeux est légèrement amaigri, et, après examen, nous ne trouvons qu'une bronchite, peu intense d'ailleurs et légèrement prédominante du côté droit. C'est, d'ailleurs,

---

(1) Cette observation a paru dans le *Toulouse-Médical* du 15 décembre 1907, dans l'article publié par M. Cestan, professeur-agrégé, et M. de Verbizier, chef de clinique.

pour une douleur du sommet droit qu'il s'est présenté à l'hôpital. Elle est survenue insensiblement, en provoquant en même temps de la toux et une expectoration muqueuse quelconque, expectoration de bronchite vulgaire, en un mot. Aussi, bien que le malade prétende s'être progressivement affaibli, au point de ne pouvoir se livrer à des travaux pénibles, portons-nous un pronostic bénin, ainsi qu'en témoigne notre diagnostic de bronchite simple.

Rien, d'ailleurs, d'inquiétant du côté des autres organes : cœur normal, appétit conservé, pas d'albumine dans les urines, pas d'œdème, etc., etc.

Cependant, dans les jours qui suivent, le malade s'affaiblit, l'amaigrissement augmente, l'appétit se perd, tandis qu'il attire toujours notre attention sur son sommet droit, dans le creux sous-claviculaire.

Le 24 mai, nous procédons à un nouvel examen approfondi de notre malade, et nous trouvons, à notre grande surprise, une matité absolue, ligneuse, avec résistance au doigt, dans la région sous-claviculaire droite, de même qu'en arrière, dans les fosses sus et sous-épineuses.

L'auscultation fait entendre un souffle rude, assez analogue au souffle tubaire. Les vibrations thoraciques ne sont pas néanmoins augmentées, elles paraissent plutôt diminuées. Avec l'ensemble de ces signes, un peu contradictoires, on pense à une pleurésie enkystée du sommet. Deux ponctions exploratrices restent blanches.

Le 3 juin, le souffle se modifie et prend un timbre

5

caverneux. La matité reste absolue. Les diagnostics
vont alors leur train. Après les scléroses pulmonaires, pneumonie chronique, pleurésie enkystée du sommet; on se demande, malgré l'absence des crachats pa-
thognomoniques et la recherche négative du bacille de
Koch dans les crachats, si l'on n'est pas en présence
d'une coque pleurale épaisse, donnant cette matité et
dissimulant, dans sa profondeur, une caverne pulmonaire nous donnant le souffle cavitaire. On pratique,
à ce moment, l'*épreuve de l'ophtalmo-réaction*, qui
reste négative. Cependant, notre malade s'amaigrit
et se cachectise rapidement, et aucun diagnostic satis-
faisant n'est encore porté, lorsque, le 9 juillet, nous
croyons remarquer une légère voussure dans le creux
sous-claviculaire droit.

Le thorax de ce côté reste immobile dans les mou-
vements respiratoires. La palpation fait percevoir des
battements au niveau de la masse, synchrones des
battements artériels. Il n'y a pas d'extension, et ils
sont dus probablement au voisinage de l'aorte. Ré-
seau veineux sous-cutané à la surface de la tumeur.
Les vibrations vocales sont abolies au niveau de la
voussure et reparaissent au-dessous. Matité absolue,
légèrement douloureuse, avec timbre amphorique à la
percussion profonde. Elle descend en avant jusqu'à
se confondre avec la matité hépatique. En arrière,
matité dans toute la hauteur de la poitrine; sous
l'aisselle, matité dans la région supérieure. L'auscultation donne toujours un souffle sec avec tonalité amphorique. Pas de râles humides.

Dans le courant du mois de juillet cependant, avec

l'apparition de la tumeur qui paraît augmenter de jour en jour, l'expectoration se modifie et les crachats deviennent nummulaires, adhérents au vase, de couleur gelée de groseille. Cette expectoration dure jusqu'à la fin.

Pas de masses ganglionnaires dans le creux sus-claviculaire, à noter simplement un chapelet de ganglions axillaires appliqués contre le gril costal et donnant la sensation de gros grains de plomb roulant sous la peau.

Au cœur, on trouve un léger souffle systolique de l'aorte, dû sans doute à la compression du vaisseau par la tumeur.

Des œdèmes cachectiques apparaissent, avec de l'albumine dans les urines; l'anorexie est complète, l'amaigrissement extrême, contrastant avec le développement toujours plus grand de la tumeur sous-claviculaire, et le malade meurt dans la cachexie, le 8 août 1907.

Il est inutile d'ajouter qu'avec l'apparition de ces nouveaux symptômes notre diagnostic s'était affermi; et nous avions conclu à l'existence d'un cancer du poumon. L'autopsie, pratiquée le 9 août, confirma pleinement notre diagnostic (suit la description de la pièce anatomique : les divers organes autres que le poumon paraissaient sains).

OBSERVATION II

**Un cas d'insuffisance mitrale avec bronchite chronique
n'ayant pas réagi à l'oculo-réaction.**

(L'observation ayant été égarée, nous sommes obli-
gés de ne donner de ce cas qu'un résumé très suc-
cinct d'après les souvenirs que nous avons de cette
malade).

R. X..., vingt-huit ans, est à l'hôpital depuis près
de deux ans; elle présente divers signes d'insuffisance cardiaque et pulmonaire (dyspnée intense, cya-
nose, œdèmes périphériques, râles de bronchite et de
congestion pleuro-pulmonaire). La question qui se
posait était la suivante : « Etait-elle tuberculeuse et
cardiaque ou simplement cardiaque ? L'ophtalmo-
réaction donna un résultat négatif; l'autopsie a con-
firmé les données de la réaction à la tuberculine, et on
a pu voir que la malade n'avait qu'une insuffisance
mitrale sans tuberculose pulmonaire.

CHAPITRE VII

Typhoïde et ophtalmo-réaction
à la tuberculine.

En Allemagne, MM. Cohn, Kraus, Lusemberger, Kuss, Fritz Lévy signalaient un certain
nombre d'observations de malades atteints de
typhoïde qui réagissaient à l'ophtalmo-réaction
par la tuberculine.

M. Kraus, chez douze typhiques, a eu onze ophtalmo-réactions positives. M. Cohn, à la Société
de Médecine interne de Berlin (20 janvier), dit
avoir eu 26 réactions positives sur 54 cas. Une
autopsie des malades ayant réagi ne lui permit
pas de déceler la moindre lésion tuberculeuse.
Il expliquait le phénomène par une anaphylaxie
générale des typhiques pour les albuminoïdes.

Montagnon (de Saint-Etienne), dans la *Province Médicale* du 18 janvier, signale 10 réactions positives sur 10 typhiques soumis à l'oculo-réaction ; il est vrai que deux de ces typhiques étaient en même temps des tuberculeux.

Wolff-Eisner, au contraire, a eu huit résultats négatifs chez huit typhiques.

Calmette, pour expliquer les résultats positifs chez les typhiques, suppose une infection de leurs ganglions mésentériques par le bacille de Koch, ce qui causerait pour eux une prédisposition à l'infection par le bacille d'Eberth.

Arloing (1) croit que la réaction oculaire se produit surtout chez les individus en état d' « intoxinisation », mais il faut que la toxine qui imprègne leur organisme jouisse de propriétés vaso-dilatatrices. En effet, dit-il, le phénomène de l'oculo-réaction est réductible à un acte organique vaso-moteur. Il se produit par une toxine vaso-dilatatrice, la tuberculine, chez un sujet dont les centres nerveux vaso-dilatateurs sont sensibilisés par une intoxinisation tuberculineuse, et préparés, de ce chef, à réagir à des incitations périphériques de même ordre.

A cet effet, il fit des expériences sur quatre lots de lapins ayant reçu : le premier lot, de la tuberculine ; le deuxième lot, de la toxine du

(1) Soc. de Biologie du 25 janvier.

bacille d'Eberth; le troisième, de la toxine sta-
phylococcique; le quatrième, enfin, de la toxine
diphtérique. Or, ces diverses toxines, toutes
vaso-dilatatrices, ont été capables de créer, chez
ces lapins indemnes de tuberculose, l'aptitude à
réagir localement à la tuberculine. La toxine
eberthienne a même développé la capacité réac-
tionnelle à la tuberculine d'une façon plus active
que la tuberculine elle-même.

Sur onze typhiques, nous n'avons constaté que
trois réactions positives à l'oculo-réaction; voici,
d'ailleurs, l'exposé de ces divers cas :

Femmes :

2 malades en pleine période d'état n'ont pas
réagi.

1 convalescente n'a pas présenté de réaction.

1 malade en période d'état, mais peu grave (le
séro-diagnostic a été deux fois négatif), a
présenté une très légère réaction.

2 convalescents ont présenté une réaction
positive très nette, mais l'une était atteinte
de larmoiement des yeux (légère conjonctivite).

1 convalescente a présenté une légère réaction
positive tardive (36e heure).

Hommes :

2 hommes n'ont pas présenté de réaction (observation de M. Pujol, tableau n° 12).

3 enfants en période d'état n'ont pas réagi (ils avaient les signes cliniques de la dothiénentérie, mais un seul avait fourni un séro-diagnostic positif; l'essai n'avait été tenté qu'une fois).

Il semble donc, d'après nos observations, que les typhiques ne réagissent pas plus facilement à la tuberculine que les malades atteints d'affections diverses non tuberculeuses.

CHAPITRE VIII

Syphilis et ophtalmo-réaction à la tuberculine.

Poursuivant sa théorie de la non-spécificité de l'ophtalmo-réaction à la tuberculine, Arloing cite plusieurs cas de syphilitiques ayant réagi à la tuberculine, et Debombourg, dans sa thèse (thèse de Lyon, 8 février), cite cinq réactions positives sur dix syphilitiques soumis à l'expérience ; il note en même temps une aptitude à réagir plus marquée, avec un empoisonnement plus profond de l'organisme (elle manquerait à la période de début ou avec une infection atténuée). La plupart des auteurs avaient, au contraire, signalé l'absence de réaction chez les syphilitiques. Parmi les observations publiées dans la

thèse de Petit (de Lille), nous trouvons : du Professeur Charmeil : 4 cas de syphilis avec réaction
négative; du Docteur X..., médecin-major : 1 cas
de syphilis avec réaction négative; du Docteur
Braillon (d'Amiens) : 2 cas de syphilis avec réaction négative et un cas avec réaction positive,
mais avec congestion du sommet droit.

Dans la liste d'observations que nous a trans-
mise M. le Professeur Audry, nous voyons trois
épreuves par l'ophtalmo-réaction, pratiquées sur
des syphilitiques en pleine activité; or, deux malades n'ont nullement réagi, une femme a présenté une réaction positive, mais, examinée après
l'expérience, on a remarqué qu'elle présentait
des signes indéniables de tuberculose pulmonaire.

CHAPITRE IX

Oculistique et ophtalmo-réaction à la tuberculine.

MM. Calmette, Breton, Painblan et G. Petit avaient remarqué, dès le début de leurs recherches, que, chez certains sujets porteurs de lésions banales des paupières et de la conjonctive telles que conjonctivites catarrhale légère et granulations anciennes, l'ophtalmo-réaction était très intense et se prolongeait. Et ils écrivaient : « Par prudence, on s'abstiendra d'essayer la réaction sur des sujets déjà porteurs de lésions des membranes externes de l'œil ou des paupières, d'autant plus qu'elle perdrait ici de sa valeur diagnostique tout en risquant d'aggraver une infection microbienne préexistante. » L'opinion de ces au-

teurs était donc que, si l'emploi de l'ophtalmo-
réaction ne rencontre pas de difficultés avec les
affections internes du globe oculaire, il peut ne
pas en être de même pour les affections des membranes externes. Ces auteurs sont aujourd'hui
revenus de leur idée première et Painblan croit
que les lésions oculaires ne sont pas un obstacle
à l'ophtalmo-réaction (1).

MM. Brunetière, Chaillous, Aubaret et Lafon
employèrent le procédé de l'ophtalmo - réaction en oculistique et publièrent des résultats qui
leur parurent satisfaisants. Morax (2) croit à
l'utilité de l'ophtalmo-réaction en oculistique et
soutient qu'elle est sans danger même dans les
cas de lésions tuberculeuses de l'œil.

M. de Lapersonne (3) est d'avis que l'on peut
employer le procédé de l'oculo-réaction chez
des sujets présentant diverses lésions des yeux,
exception faite, néanmoins, pour ceux qui sont
atteints de lésions tuberculeuses. Pour Wolff-
Eisner, l'existence d'une conjonctivite ne contre-
indique pas l'ophtalmo réaction. Il déclare que
les craintes théoriques qui ont été exprimées
à ce sujet ne sont pas justifiées ; il a pratiqué
fréquemment l'ophtalmo-réaction sur des mala-

(1) *Ophtalmologie provinciale* de janvier.
(2) *Soc. de Méd. des hôpitaux*, 6 déc. 1907.
(3) De Lapersonne, *Presse méd.* du 7 décembre 1907.

des atteints de conjonctivite bilatérale, sans observer aucun inconvénient et sans éprouver de difficultés dans l'appréciation de la réaction par
comparaison avec l'œil témoin. Dans les conjonctivites unilatérales, il instille la tuberculine dans
l'œil sain et considère la réaction positive, lorsqu'il se produit une rougeur égale ou supérieure
à celle de l'œil atteint de conjonctivite.

Pour lui, néanmoins, l'existence d'un état inflammatoire du globe oculaire et, *à fortiori*,
d'une tuberculose de l'œil, doit être prise en
considération.

Quant à nous, d'après les résultats fournis par
M. le Professeur Frenkel, il nous semble que
l'ophtalmo-réaction, pratiquée chez les sujets
atteints de lésions externes des yeux, provoque
des accidents assez sérieux et, vu le nombre de
résultats positifs obtenus, nous nous demandons
si la réaction n'est pas faussée par cet état là.

En effet, nous notons dix réactions positives
sur onze expériences, et la malade qui n'avait pas
réagi à la première instillation présenta après la
deuxième une violente inflammation de la conjonctive et de la cornée avec formation de phlyctènes.

En revanche, les affections internes de l'œil ne
semblent pas avoir d'influence sur les résultats de
l'ophtalmo-réaction. Nous notons une réaction
positive sur six malades étudiés. Le seul qui ait

présenté la réaction positive est ce brightique dont
nous avons déjà parlé, qui présenta, un mois environ après l'instillation, une crise de glaucome
et qui avait réagi fortement à la cuti-réaction
(voir chapitre IV).

Les cinq malades qui n'ont pas réagi compre-
naient deux névrites optiques guéries, une atro-
phie du nerf optique, un glaucome secondaire,
une iritis.

Aussi, croyons-nous, malgré l'opinion de Painblan, que l'ophtalmo-réaction ne peut être em-
ployée chez les sujets atteints d'état inflammatoire même très atténué des membranes externes
de l'œil : des accidents fâcheux sont à craindre
et surtout les résultats peuvent être complètement faussés. En tous cas, il importera de faire
d'importantes réserves lorsqu'on aura à interpréter un résultat positif chez un sujet ayant présenté, il y a peu de temps, soit une inflammation
des conjonctives, soit des phénomènes de kératite ou de dacryocystite.

CHAPITRE X

_____

Ophtalmo-réactions en séries.

Ces jours derniers, on s'est beaucoup occupé des ophtalmo-réactions en séries.

La plupart des auteurs avaient cité un certain nombre de sujets qui n'avaient présenté de réactions positives qu'à la 2ᵉ ou 3ᵉ instillation de tuberculine.

Ch. Mongour et P. Lande (1) avaient déjà signalé que l'intensité de la réaction était augmentée à la 2ᵉ instillation.

.. F. Dumarest et F. Arloing parlent de réactions croissantes avec des instillations successives, et ils observent des cas qui ne réagissent qu'après

_____

(1) *Bull, méd.*, 4 sept. 1907.

plusieurs instillations. Griffon et Méry avaient
signalé ce phénomène à la Société médicale des
hôpitaux, le 6 décembre, mais Comby soutint que
les différences de résultat étaient dues à des
erreurs de technique (1).

Wolff-Eisner dit que des essais successifs
hypersensibilisent la conjonctive à la tuberculine ;
on ne doit donc jamais réitérer l'ophtalmo-réaction sur le même œil et on ne peut la répéter
qu'une seule fois, sur l'œil du côté opposé ; elle
donne alors un résultat correct. Chez les tuberculeux, il semble qu'une première ophtalmo-
réaction hypersensibilise même la conjonctive du
côté opposé.

Eppeinstein, Schenck et Seiffert avaient pro-
posé des instillations successives pour obtenir
une précision plus importante.

Cohn et Klieneberger expliquaient au contraire
que les instillations répétées de tuberculine pro-
duisaient une anaphylaxie purement locale et
provoquaient une réaction plus violente, réfutant
ainsi l'idée émise par Calmette, à l'Académie de
Médecine (14 janvier 1907), de pratiquer des
oculo-réactions périodiques chez les enfants, afin
de démasquer chez eux la tuberculose dès le début
pour les envoyer aussitôt dans les sanatoriums.

Roger Dufour, dans la *Revue de la Suisse*

(1) *Prov. méd.*, déc. 1907.

moderne (février 1907), rapporte une étude très intéressante sur des instillations en séries; voici quels sont les résultats :

1° Une instillation pratiquée sur chaque œil : pas de discordance notable avec des résultats positifs;

2° Deux instillations pratiquées sur le même œil : la première instillation ayant été négative, la seconde est positive ;

3° Trois instillations alternativement dans les deux yeux, chez les sujets n'ayant pas réagi à la première oculo-réaction :

Œil ayant reçu deux instillations : Réaction positive.

— — — une instillation : Réaction négative.

Deux cas furent très rebelles : l'un ne réagit qu'après quatre instillations, l'autre après six.

Parmi nos observations, nous notons :

Un homme tuberculeux clinique, ayant subi deux instillations dans le même œil, n'a jamais réagi (Tableau n° I).

Une femme suspecte de bacillose a réagi positivement à la deuxième instillation (Tableau n° I).

Deux cas de M. le Professeur Frenkel, se décomposant ainsi :

Deux réactions successives négatives sur le

7

même œil, chez une femme atteinte de névrite optique.

Une réaction positive après la deuxième instillation, chez une femme qui avait eu des phlyctènes (voir Tableau IX et X).

Il semble donc que des instillations successives favorisent la réaction à la tuberculine.

CONCLUSIONS

1° L'ophtalmo-réaction est une méthode simple et pratique. Le procédé nous a paru peu dangereux. Toutefois, on peut observer quelques complications oculaires, telles que des kératites phlycténulaires, de l'œdème des paupières, des conjonctivites tenaces, complications qui surviennent principalement chez les malades atteints de lésions externes des yeux. Il sera donc prudent de s'abstenir de cette méthode chez de semblables malades ; au surplus, ces lésions oculaires préexistantes favorisant l'oculo-réaction en dehors de toute tuberculose, les résultats seront fréquemment faussés et d'interprétation difficile.

2° L'oculo-réaction ne devra être recherchée que sur un seul globe oculaire et qu'une seule fois : c'est-à-dire non en série. Il existe, en effet, une véritable anaphylaxie, et tel malade non tuberculeux qui n'a pas réagi à la première instillation réagirait peut-être à la deuxième ou à la troisième instillation, et cette réaction ne serait pas alors révélatrice d'un foyer tuberculeux.

3° Nous avons recherché l'ophtalmo-réaction sur 111 malades atteints d'affections diverses. Les tuberculeux considérés en bloc, quel que soit le genre de tuberculose, pulmonaire, cutanée, rénale, articulaire, etc., nous ont présenté une réaction positive dans la proportion de 73 p. 100. Les malades non tuberculeux *cliniquement* ont présenté une réaction positive dans la proportion de 26,5 p. 100.

4° Des tuberculeux avérés n'ont pas réagi ; c'est ainsi que nous avons pratiqué l'autopsie de deux tuberculeux pulmonaires qui n'avaient pas présenté de réaction positive. L'un d'entre eux n'a pas eu d'anaphylaxie, bien qu'il ait été instillé trois fois. Mais on peut expliquer ce résultat négatif par l'état de cachexie avancée de ces malades.

En sens inverse, ce sont les sujets atteints de tuberculose pulmonaire initiale ou de tuberculose chirurgicale (articulaire, osseuse, ganglionnaire) qui ont montré les réactions les plus intenses.

Nous avons noté dans nos autopsies deux cas très suspects cliniquement de tuberculose, mais n'ayant pas réagi à l'oculo-réaction, ne présentant pas de lésions bacillaires. L'un était atteint de cancer du poumon, l'autre de lésions cardiaques avec phénomènes pulmonaires.

5° La syphilis ne paraît pas rendre positive l'ophtalmo-réaction.

6° Nous avons recherché l'oculo-réaction sur onze cas de fièvre typhoïde, d'intensité moyenne et pris à diverses périodes. Nous avons eu trois réactions positives sur onze cas, et ces réactions positives se sont montrées chez trois malades qui n'étaient pas cliniquement tuberculeux.

7° En présence de ces résultats contradictoires et étant donné les opinions si dissemblables émises par les nombreux auteurs qui ont étudié l'ophtalmo-réaction, il serait prématuré de porter un jugement définitif sur sa valeur. Il n'est pas de méthode absolue en clinique ; et ceci est particulièrement vrai pour l'oculo-réaction. Si l'on veut bien ne demander à cette méthode que ce qu'elle peut donner, c'est-à-dire un nouvel élément de diagnostic qui doit apporter son appui à un ou deux autres signes cliniques, on trouvera en elle un moyen précieux pour contrôler certains diagnostics délicats : tuberculose articulaire fermée, adénopathie, tuberculose rénale. A ce sujet, une distinction s'impose : un résultat positif ne saurait parfois faire accepter la nature tuberculeuse d'une lésion, et cela pour deux raisons : d'abord, parce que les malades non tuberculeux peuvent réagir, et, ensuite, parce que la lésion dont le clinicien recherche la nature pourrait bien n'être pas tuberculeuse, mais exister chez un malade porteur par ailleurs de lésions tuberculeuses cachées qui seraient la véritable cause de la réaction positive.

Au contraire, exception faite pour les tuberculeux cachectiques chez lesquels la réaction peut être négative à cause de cette cachexie et n'est d'ailleurs pas utile en pratique, un résultat négatif conserve toute sa valeur et permet vraiment d'écarter le diagnostic de tuberculose. Et ne donnerait-elle que ces derniers renseignements, il faudrait reconnaître qu'une méthode aussi simple serait d'une grande utilité pour le médecin praticien qui doit savoir interpréter les résultats aussi bien négatifs que positifs.

BIBLIOGRAPHIE

(Jusqu'au 1er mars 1908.)

————

Aubaret et Lafon. — Gaz. hebd. de méd. de Bordeaux, 4 août 1907 ; — Gaz. hebd. des Sciences méd. de Bordeaux, 25 août 1907.

Aubaret et Magne. — Journal de méd. de Bordeaux, 15 août 1907.

Audéoud (H.). — Rev. méd. Suisse romane, octobre 1907.

Arloing (Fernand). — Soc. méd. hôp., 22 juin 1907 ; — Soc. de biologie, 29 juin 1907.

Arloing et Dumarest. — Prov. méd., 12 octobre 1907.

Bazy. — Bulletin Soc. de chirurgie. Paris, 6 août 1907.

Beck (Max). — Deutsch med. Wochens., 2 mars 1899.

Bertherand. — Diagnostic de la T. P. (Thèse 1899).

Besançon. — Précis de microbiologie chimique (Masson).

Blache. — IVᵉ Congrès de la tuberculose. Paris, 1898.

BLUEMEL (K). et H. CLARUS. — Mediz. Klinik.,
15 décembre 1907.

Bosc. — Pédiàtrie pratique, 1ᵉʳ novembre 1907.

Boston médical and surgical Journal, 30 mai 1907.
Usage de la tuberculine dans le diagnostic précoce de la tuberculose.

BOURILHET (voir Marie).

BRANDÈIS (voir Mongour).

BRETON (voir Calmette).

BRUSLÉ (voir Dufour).

BRUNETIÈRE. — Gazette hebd. des Sciences méd. de
Bordeaux, 28 juillet 1907.

BURNET. — Soc. de biologie, 1907, nº 22.

CALMETTE. — Académie des sciences, 17 juin et
29 juillet 1907 ; — Prophylaxie de la tuberculose
infantile par la recherche de l'ophtalmo-réaction à la tuberculine. La Clinique, 30 août 1907 ;
— Bull. méd., 15 janvier 1908.

CALMETTE, BRETON, PAINBLAN et G. PETIT. — Presse
méd., 19 juin et 13 juillet 1907.

CALMETTE, BRETON et G. PETIT. — Étude expérimentale du mécanisme de l'ophtalmo-réaction (Soc.
de biologie, 12 octobre 1907).

CALZOLAJI (I.). — Gaz. degli ospedali, 11 août 1907.

CARNOT (Paul). — Maladies microbiennes en général.
Vol. I du Traité de médecine Brouardel et
Gilbert.

CHAILLOUS. — Société d'ophtalmologie de Paris,
juillet 1907.

CHARPENEL. (voir Lépine).

CHAUFFARD. — Semaine médicale, 1906, p. 501.

CITRON. — Berlin. Klin. Wochens., 19 août 1907.

CLAISSE, SOUQUES, SICARD et DESCAMPS, BESANÇON, Marcel LABBÉ, COMBY, DUFOUR, MOSNY, CHAUFFARD, LETULLE. — Soc. méd. des hôpitaux, 28 juin 1907.

COMBEMALE. — V* Congrès de méd. interne. Lille, 1899.

COMBY. — Soc. méd. des hôp., 12-19-26 juillet 1907 ; — Presse méd., 10 août 1907 ; — Bull. méd., 20 novembre 1907.

COURTELLEMONT, DE BEURMANN, GAUCHER, LENGLET, MILIAN. — Société française de dermatologie et de syphiligraphie, 7 novembre 1907.

DEBOMBOURG. — Ophtalmo-réaction dans quelques cas de syphilis. Thèse Lyon, 8 février.

DECLERC. — L'ophtalmo-réaction, la cuti-réaction et la sous-cuti-réaction en psychiâtrie. Thèse de Paris, 19 février 1908.

DEBELUT. — Thèse de Paris, 15 janvier 1908.

DELORME. — Acad. de méd., 11 février 1908.

DENYS (Louvain). — Revue internationale de la tuberculose, octobre 1907.

DERSCHEID. — Journal méd. de Bruxelles, 18 juillet 1907.

DESCAMPS (voir Sicard).

DESPLATS. — Ophtalmo-réaction (Journal des sciences médicales de Lille, 27 juillet 1907).

Discussion sur la réaction à la tuberculine. L'emploi
de la tuberculine pour le diagnostic de la tuberculose (Soc. méd. des hôp., 7-14-21-28 juin 1907.

Dufour et Bruslé. — Soc. méd. hôp., 19 juillet 1907.

Dufour (Roger). — Oculo-réaction en série chez le
même individu (Revue médicale de la Suisse
romane février 1908).

Dupérié (voir Sabrazès).

Eppeinstein (H.). — Med. Klinik., 8 septembre).

Espine (D'), Machard, Combe. — Soc. méd. de la
Suisse romane, séance du 31 octobre.

Ferrand et Lemaire. — Etude clinique et histologi-
que de la cuti-réaction chez l'enfant (Presse
méd., 28 septembre 1907).

Fourmentin. — De l'ophtalmo-diagnostic de la tuberculose chez l'enfant (Thèse de Paris 1908).

Gaffié. — Thèse Paris 1895.

Grasset et Rimbaud. — Ophtalmo-réaction à la tuberculine. Premières applications de la méthode
(Prov. méd., 13 juillet 1907).

Grasset et Vedel. — Académie de médecine, 25 février 1896.

Guérin. — Revue de médecine vétérinaire d'Alfort,
août 1907.

Guérin et Delatire. — Note sur l'ophtalmo-réaction
à la tuberculine (Bull. Soc. de méd. vétérinaire,
18 juillet 1907).

Hébert (de Rouen). — Rev. méd. de Normandie,
25 décembre 1907.

HUTINEL. — Effet des injections sous-cutanées de tuberculine chez les enfants tuberculeux (Sem. méd., 1895, et Congrès de la tuberculose, août 1898).

KARL BLUMEL et HEINZ KLARUS. — Conjonctival reaction (Medizinischen Klinik., n° 50, 1907).

KUSS. — Wiener Klin. Woch., 7 nov. 1907.

LABBÉ (Marcel). — Tuberculino-diagnostic (Gaz. des hôp., juillet 1907).

LAFON (voir Aubaret).

LANDOUZY. — Presse méd., 10 août; — Congrès de Reims, 1-6 août 1907.

LANDE (voir Mongour).

LAUTIER. — Journ. méd. de Bordeaux, 12 janvier 1908.

LEMAIRE (voir Ferrand).

LAPERSONNE (DE). — Presse méd., 7 déc. 1907.

LEMERRE. — Soc. de pédiâtrie, 15 octobre 1907.

LÉPINE (J.). — Ophtalmo-réaction en psychiâtrie (Soc. de biol., 27 juillet 1907 et 19 octobre 1907).

LÉPINE et CHARPENEL. — Ophtalmo-réacttion en psychiâtrie (Soc. de biologie, 12 oct. 1907).

LEROUX et TRANNOY. — Bull. méd., 1907, n° 59.

LESNÉ et MARRE. — La Clinique, 30 août 1907.

LETULLE. — Soc. méd. hôp., 28 juin 1907; — Presse méd., 3 juillet.

LÉVY (Fr.). — Soc. de méd. int. de Berlin, 16 décembre 1907.

MAGNE (voir Aubaret).

MANTOUX. — Congrès de médecine. Paris, oct. 1907.

MALAN-ALESSANDRI. — Gazetta degli ospedali e nelle Cliniche, 10 novembre.

MARIE et BOURILHET. — Soc. de biol., 27 juillet 1907.

MARRE (voir Lesné).

MÉRY, DELILLE, GÉRY. — Soc. méd. des hôp., 26 novembre.

MÉTRAUF. — Revue de la Suisse romane, 20 août 1907.

METTETAL. — Thèse Paris, 1900.

MIELLE (de Turin). — Rassegna di Terapia, 1907, agost, n° 14, p. 385.

MÖLLER. — Le traitement de la tuberculose dans les sanatoria (Congrès de Paris, 1906).

MONGOUR et BRANDÉIS. — Cytologie de l'exsudat dans l'ophtalmo-réaction à la tuberculine (Bull. méd., 6 nov.).

MONGOUR et LANDE. — Bull. méd., 4 sept. 1907.

MONTAGNON. — L'ophtalmo-réaction à la tuberculine (Province médicale, 20 juillet 1907, 18 janvier 1908; quelques cas normaux d'ophtalmo-réaction).

MOUSSU. — Cuti-réaction à la tuberculine (Bull. soc. de méd. vétérinaire, 18 juillet 1907).

MOUTON. — A medicina contemporanea, 4 août 1907.

NICOLLE. — Acad. des sciences, 12 août 1907.

OLMER et TERRAS. — Cuti-réaction et ophtalmo-réaction à la tuberculine (Presse méd., 18 septembre 1907).

Petit (G.) (voir Calmette).

Petit (L.) (de Lille). — Ophtalmo-réaction (Etude clinique et expérimentale, travail de l'Institut Pasteur de Lille).

Railliet. — Revue générale de la tuberculose, août 1907.

Raviart, Lorthiois, Gayet, Cannac. — Des résultats tardifs et prolongés de l'ophtalmo-réaction, de l'intensité et des complications de cette dernière (Rev. méd. de la Suisse romane, nov. 1908).

Rimbaud (voir Grasset).

Sabrazès et Dupérié. — Gaz. hebd., Soc. méd. Bordeaux, juillet, 4 août 1907.

Schenck et Siefert. — Münch med. Wöch., 12 nov.

Sicard et Décamps. — Soc. méd. hôp., 28 juin 1907.

Sirot. — Congrès de la tuberculose, août 1898.

Slatineano. — Bull. I, Pasteur, 30 août 1907.

Société méd. des hôpitaux, 16-22 novembre.

Société de médecine de Berlin, 6-16 et 20 janvier, 3 février 1908.

Soulié. — Bull. méd., 14 août 1907.

Sydney-Stephenson. — Britisch Medical Journal, oct. 1907.

Teichmann. — Berlin. Klin. Woch., 13 Janvier 1908.

Terras (voir Olmer).

Terrien. — Médecin praticien, 31 déc. 1907.

Trousseau. — Journal de médecine et de chirurgie pratiques, janvier 1908.

Uriarte (Leopoldo). — Semana medica, n° 33, 1907.

VALLÉE. — Acad. des sciences, 3-17-24 juin 1907;
13 et 20 janvier 1908.

VEDEL (voir Grasset).

WOLFF-EISNER. — Soc. de méd. de Berlin, 3 juin
1907; - BerlinerKlin.Wochens., 3 juin 1907, n°22.

WOLFF-EISNER et F. TEICHMANN. — Berliner Klin.
Woch., 13 janvier 1908.

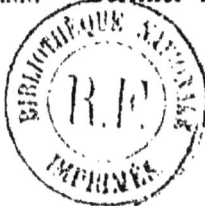

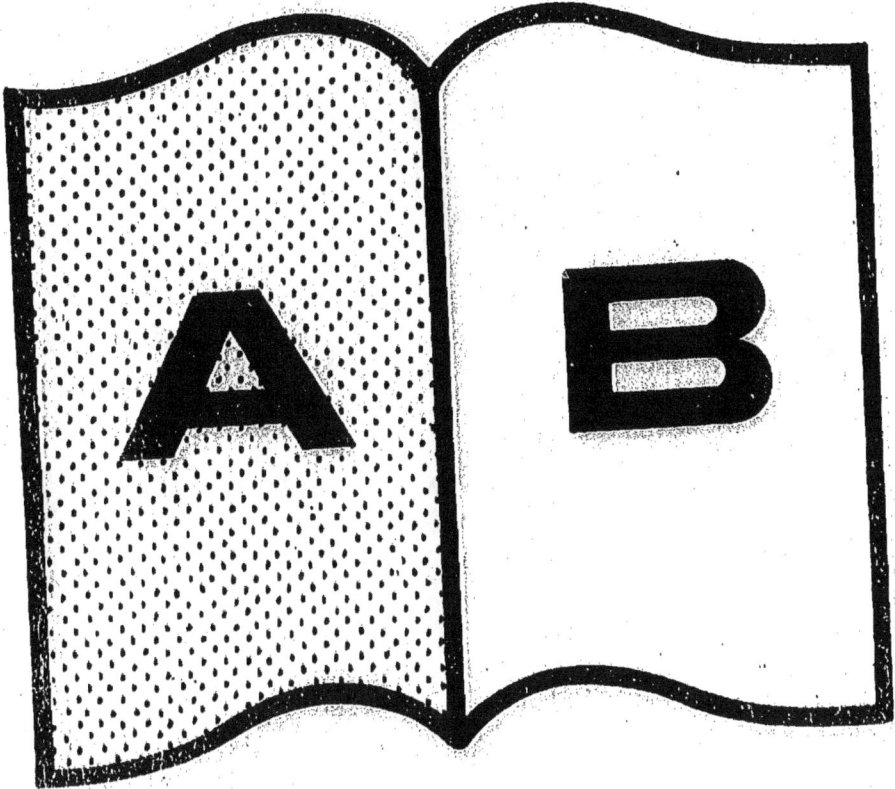

Contraste insuffisant

NF Z 43-120-14

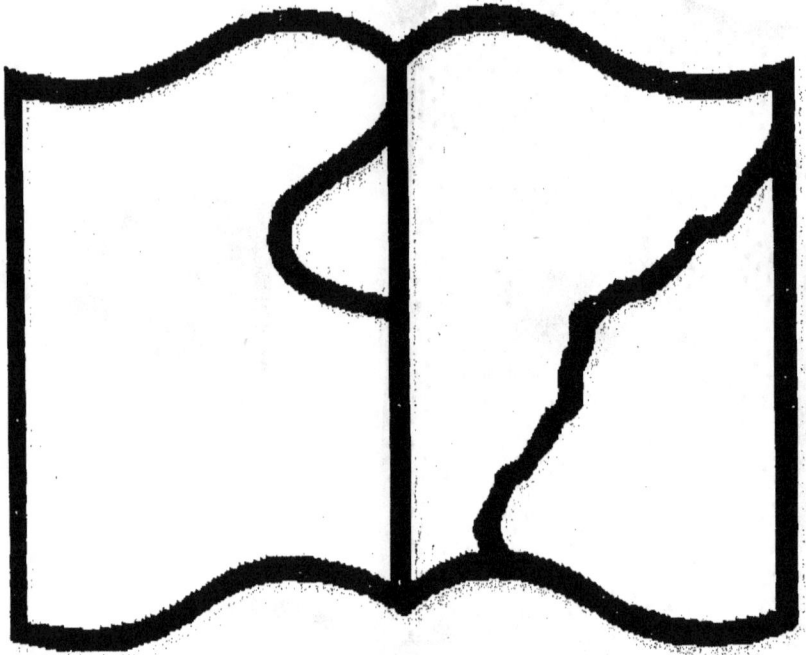

Texte détérioré - reliure défectueuse

NF Z 43-120-11

www.ingramcontent.com/pod-product-compliance
Lightning Source LLC
Chambersburg PA
CBHW050627210326
41521CB00008B/1414